コピーして使える

ボケ防止の

脳トレーニング研究会 編

らくらく 楽楽 クイズ&パズル

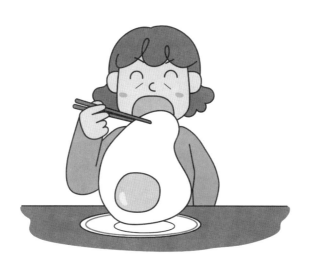

黎明書房

はじめに

　この本の書名は『コピーして使えるボケ防止の楽楽クイズ＆パズル1』です。

　言葉の面白さ，数の面白さ，とんちの面白さを満足行くまでお楽しみいただけるクイズ・パズルをたくさんご用意しました。

　思考力を高めるクイズ，識別力の維持・増進をはかるクイズもありますので，さらにお楽しみください。

　頭脳を遊ばせることで，心も高揚し，生きる力もみなぎってきます。

　この本が，読者の皆様の健康に少しでもお役に立てば幸いです。

　施設やデイサービスなどでご利用の際は，コピーしてお使いください。

2024 年4月

脳トレーニング研究会

目 次

おなじもの見つけ 花々色いろ

問題 おなじ花の組み合わせのものが1組あります。それはどれとどれでしょう。答えは番号でお願いします。

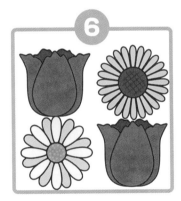

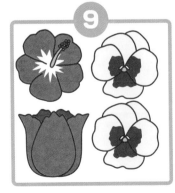

虫食い算を楽しもう

問題　あき雄くんの算数のノートが紙魚（しみ）に食べられてしまいました。あき雄くんのために，例にならってノートを元にもどしてあげてください。

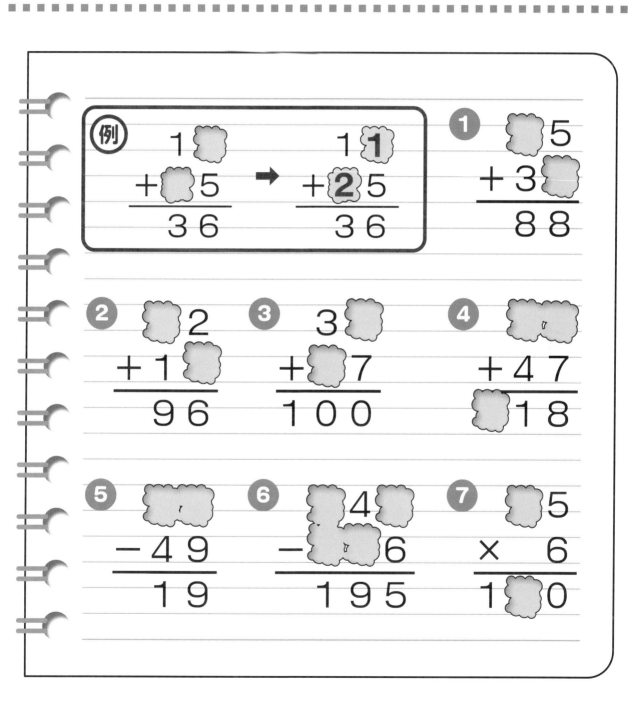

クロスワードパズル

簡単そうに見えて手ごわいのが，クロスワードパズルです。頑張って，達成感を味わってください。おまけの問題もあります。□をつなぐとお金に関係する言葉になります。

タテの鍵

1 ○○の降りそうな空の様子。

2 稲光をともないます。

3 一定の年齢になると支給されるお金。

5 刺されると、とても痛い虫。

7 フリーマーケットの略。

ヨコの鍵

1 当たると痛い，空から降ってくる細かいもの。

4 甥の反対。

5 饅頭の中に入れるもの。

6 ものすごい勢いで雪が降ること。

8 蚊取り線香の形。

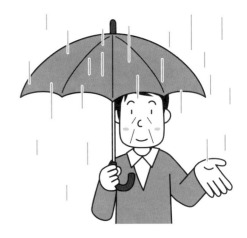

＊□の文字をつなぐと，お金に関係する言葉になります。

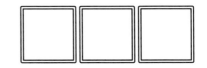

4 漢字クロスワードパズル

問題 下の▢▢▢の中の漢字を使って，意味が通じるように空いているマスを埋めてください。全ての漢字を使い果たしたら完成です。あなたは，漢字名人です。二度使う漢字が一字あります。

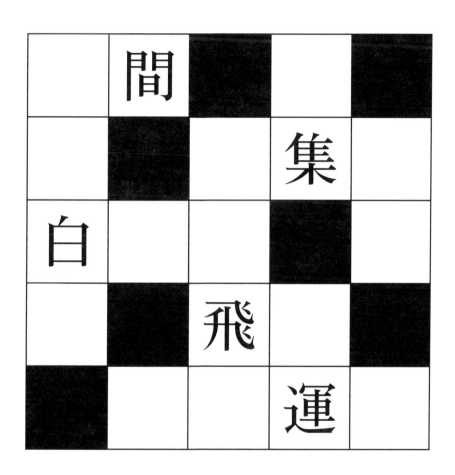

行　活　編　日　天　徐　部
隊　晴　転　結　虎

問題 「足が出る」「急がば回れ」といった慣用句やことわざを絵にしました。どんな慣用句やことわざか答えてください。

1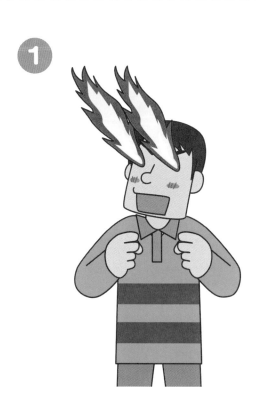

2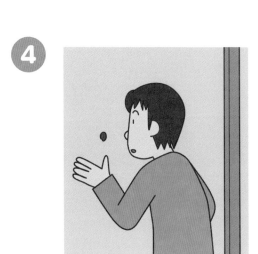

3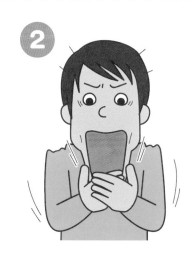

4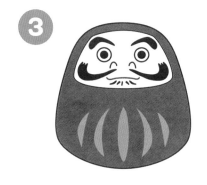

5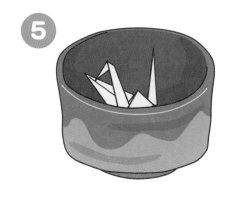

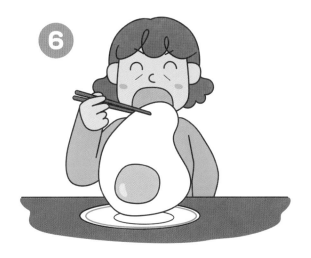

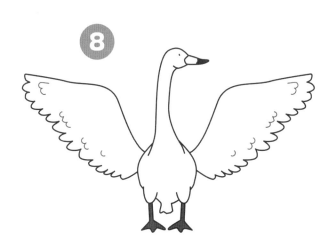

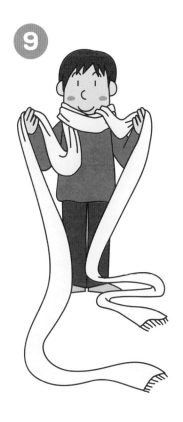

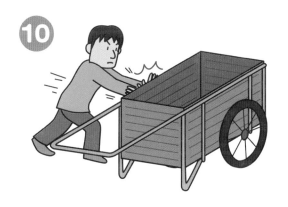

6 もじもじ間違いさがし

問題 それぞれ，1字だけ違った文字が入っています。見つけてください。段々難しくなります。

①

文文文文文文文文文文
文文文文文文文文文文
文文文文文文文文文文
文文文文文文文文文文
文文文文文文文文又文文
文文文文文文文文文文

②

客客客客客客客客客客
客客客客客客客客客客
客客客客客客客客客客
客客客客客客客客客客
客客客客客客客客客客
客客客客客客客容客客

③

海海悔海海海海海海海
海海海海海海海海海海
海海海海海海海海海海
海海海海海海海海海海
海海海海海海海海海海
海海海海海海海海海海

④

墜落墜落墜落墜落墜落
墜落墜落墜落墜落墜落
墜落墜落墜落墜落墜落
墜落墜落堕墜落墜落墜
墜落墜落墜落墜落墜落
墜落墜落墜落墜落墜落

カタカナを漢字に大変身！

問題

カタカナが一字ずつ書いてあります。それに，横線，縦線，斜めの線を付け加えて漢字に変身させてください。線は3本まででお願いします。多少無理してもOKです。どんどん書いてください。

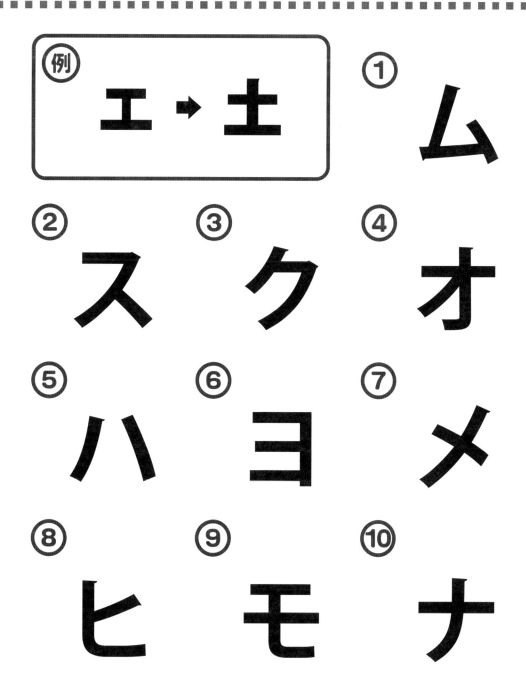

例　エ ➡ 土

① ム

② ス

③ ク

④ オ

⑤ ハ

⑥ ヨ

⑦ メ

⑧ ヒ

⑨ モ

⑩ ナ

8 公園の砂場，間違いさがし

問題 　春です。公園の砂場では子どもたちが楽しそうに砂遊びをしています。右と左の頁では，間違いが6つあります。全て見つけられますか？

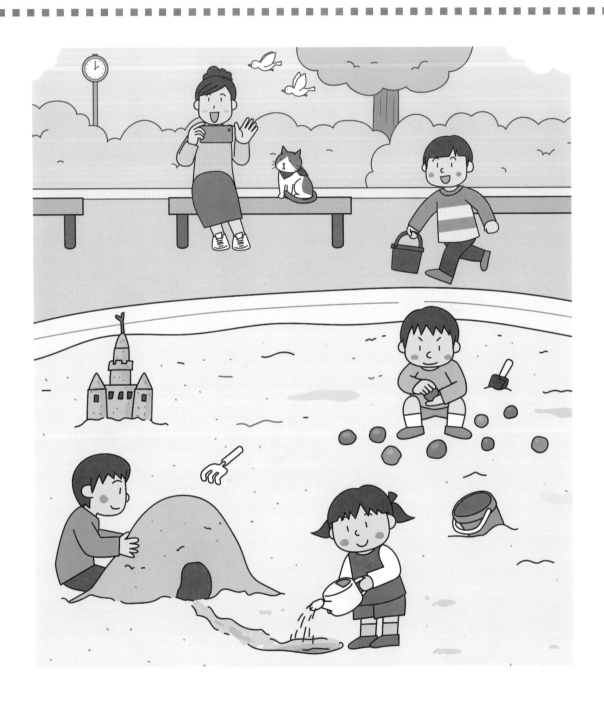

14

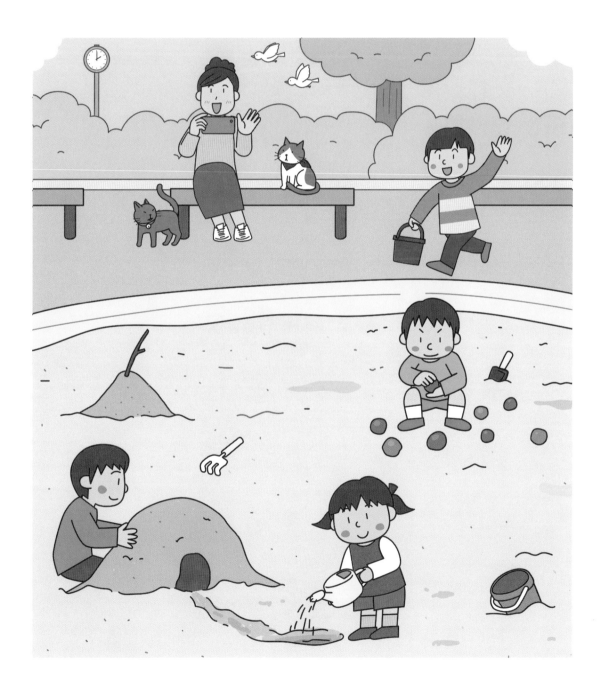

問題 都道府県名の間に言葉を入れて，しりとりを完成させてください。間に入れる言葉は何を入れてもかまいません。問題には何ら意味はありません。

例 長崎 ➡ きうい ➡ 岩手

① 愛知 ➡ [　　　] ➡ 和歌山

② 秋田 ➡ [　　　] ➡ 高知

③ 宮崎 ➡ [　　　] ➡ 山梨

④ 岡山 ➡ [　　　] ➡ 熊本

⑤ 京都 ➡ [　　　] ➡ 富山

⑥ 香川 ➡ [　　　] ➡ 新潟

⑦ 山形 ➡ [　　　] ➡ 奈良

⑧ 千葉 ➡ [　　　] ➡ [　　　] ➡ 岡山

⑨ 兵庫 ➡ [　　　] ➡ [　　　] ➡ 静岡

| 問題 | 江戸時代に流行った判じ絵を漢字で作りました。どう読むのでしょう。とんちで答えてください。だんだん難しくなります。 |

① 鳥鳥鳥鳥鳥

②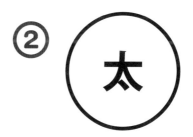

③ 吉吉田

④ 階建て
　階建て

⑤ 針針針

⑥ 拡 縮

⑦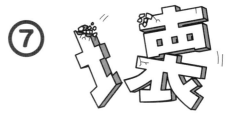

⑧ 決決決決決決決決
　決決決決決決決決
　決決決決決決決決

11 おなじものさがし 神社の太鼓橋

問題 似たような太鼓橋があります。見本とおなじ太鼓橋を探してください。1つだけあります。

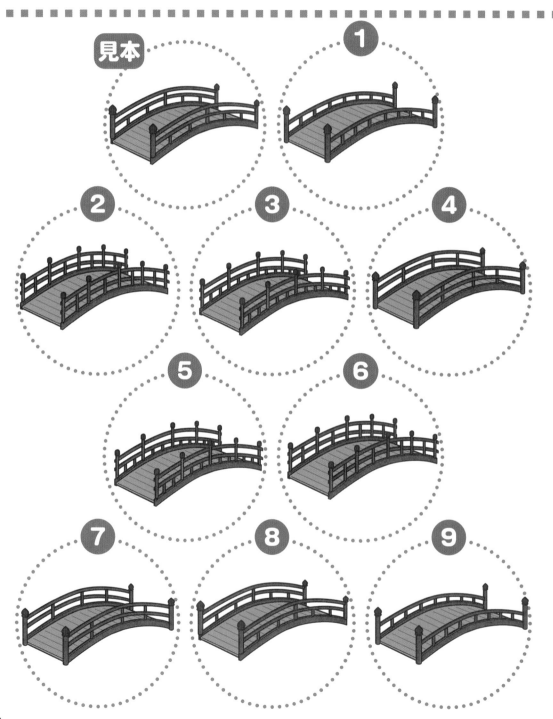

問題 　回廊が迷路のように入り組んだ館です。回廊を抜けて出口まで行けますか。出口では馬車が待っています。

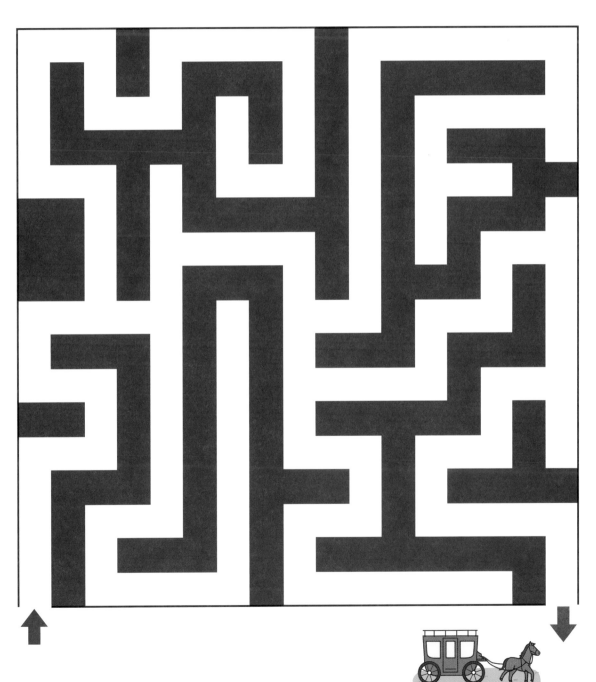

問題 四字熟語の一番基本的なパズルです。空いているマスに，下の ［□□□］から当てはまる漢字を選び，埋めてください。2度使うの が一字あります。

① 紳 [しん] ・ 淑 [しゅく] □

② 急 [きゅう] □ 直 [ちょっ] □

③ □ 援 [えん] 物 [ぶっ] □

④ □ 光 [こう] □ 媚 [び]

⑤ □ 下 [か] □ 平 [へい]

⑥ 国 [こく] □ 会 [かい] □

⑦ □ 々 □ 々

⑧ □ 紫 [し] □ 明 [めい]

⑨ 奇 [き] □ 怪 [かい] □

⑩ □ 挙 [きょ] □ 得 [とく]

すい 水	がく 諤	か 下	し 資	し 士	たい 泰	めい 明
さい 際	かん 侃	きゅう 救	りょう 両	てん 転	ふう 風	々
いっ 一	じょ 女	てん 天	ぎ 議	さん 山		

問題　一郎さん，健一さん，翔太さんが，おじさんから正方形の土地を相続しました。さて，誰が一番広い土地を相続したのでしょう。一郎さんの土地は2つです。

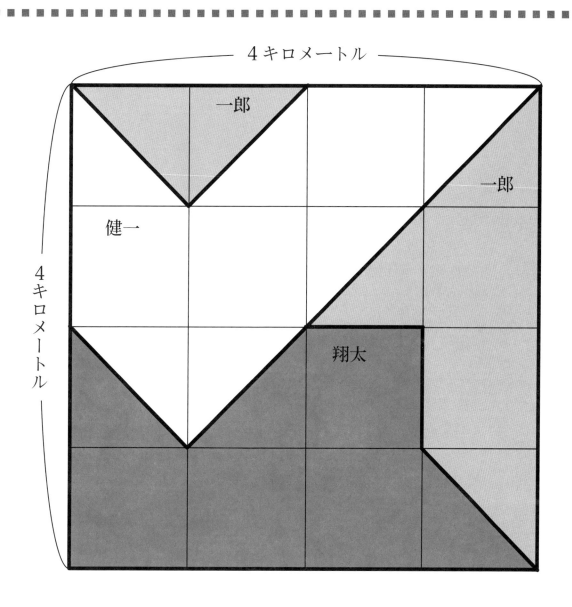

順番間違いさがし

問題 文字や数字が並んでいます。①から⑧の中に，間違いが5つあります。見つけてください。

① い ▸ ろ ▸ は ▸ に ▸ へ ▸ ほ ▸ と ▸ ち ▸ り ▸ ぬ ▸ る ▸ を

② 睦月 ▸ 如月 ▸ 弥生 ▸ 卯月 ▸ 皐月 ▸ 水無月 ▸ 文月 ▸ 葉月 ▸ 長月 ▸ 神無月 ▸ 霜月 ▸ 師走

③ 慶応 ▸ 明治 ▸ 昭和 ▸ 大正 ▸ 平成 ▸ 令和

④ A ▸ B ▸ C ▸ D ▸ E ▸ F ▸ G ▸ H ▸ I ▸ J

⑤ 甲 ▸ 乙 ▸ 丙 ▸ 丁 ▸ 戊 ▸ 己 ▸ 庚 ▸ 辛 ▸ 壬 ▸ 癸

⑥ I ▸ II ▸ III ▸ V ▸ IV ▸ VI ▸ VII ▸ VIII ▸ IX ▸ X

⑦ 子 ▸ 丑 ▸ 寅 ▸ 卯 ▸ 辰 ▸ 午 ▸ 巳 ▸ 未 ▸ 申 ▸ 酉 ▸ 戌 ▸ 亥

⑧ 春分 ▸ 雨水 ▸ 啓蟄 ▸ 立春 ▸ 清明 ▸ 穀雨 ▸ 立夏 ▸ 小満

16 時計で記憶遊び

問題 下の時計の時刻を覚えてください。
覚えたと思ったら，次のページの問題に答えてください。

①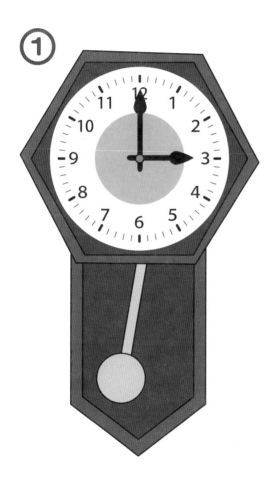

②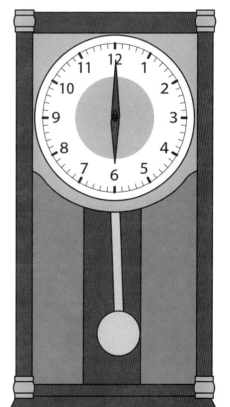

問題 　下の時計の針は今の時刻をさしています。

さて，前のページの時刻からどれだけ時間が経ったでしょう。答えてください。ただし，時計は一回りしていません。

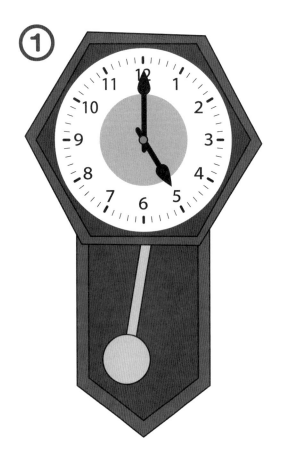

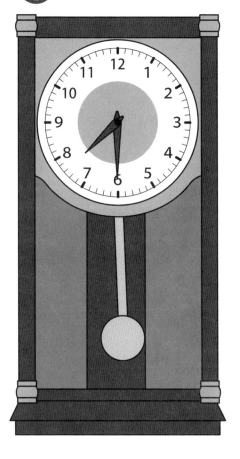

一人しりとりを楽しもう

問題 関係のない言葉をしりとりでつないでください。間に入る言葉は2つ以上でも結構です。もちろん、少ないほど良いです。

例 もも ➡ もり ➡ りんご

① イギリス ➡ [　　　] ➡ インド

② エビ ➡ [　　　] ➡ タイ

③ にし ➡ [　　　] ➡ みなみ

④ やま ➡ [　　　] ➡ うみ

⑤ あぶら ➡ [　　　] ➡ みず

⑥ イワシ ➡ [　　　] ➡ クジラ

⑦ ねこ ➡ [　　　] ➡ ねずみ

⑧ やご ➡ [　　　] ➡ とんぼ

⑨ はさみ ➡ [　　　] ➡ クリップ

18 点つなぎを楽しもう①

問題　点を1～50まで順番につないでください。さあ何が出てくるでしょうか。

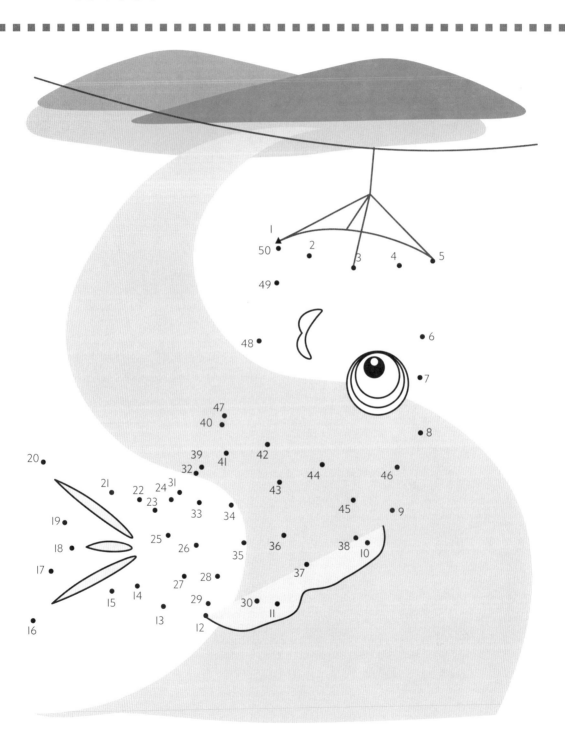

問題 点を1～47まで順番につないでください。さあ何が出てくるでしょうか。

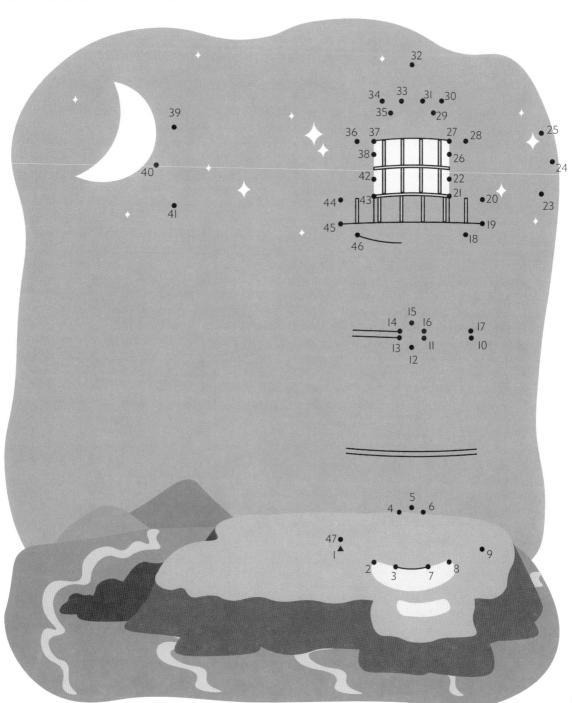

20 おかしな便りを直そう

問題 友達のはな子さんからあい子さんのところへ便りがよく届きます。でも，いつもおかしなところが一ヵ所あるのです。おかしなところを見つけて，ちゃんと通じるように直してあげてくだい。

① あい子さん，私，先月，羽田から飛行機に乗ってパリから行ってきたの。ルーブル美術館のモナリザは素晴らしかったわ。今度ご一緒しましょうね。

② あい子さん，私，ついに，源氏物語を読み終わったの。2年間楽しませてもらいました。とても素敵で面白くないお話だから，あなたもぜひお読みなさいよ。

③ あい子さん，先週になれば桜が全部咲くから，どこかお花見に行きましょうよ。花の下でワインなどどう？　楽しいわよ。

④ あい子さん，明日美術館に行きましょう。私の好きなピカソの展覧会が明日まで始まるの。楽しみだわ。

⑤ あい子さん，今度，お昼に，フランス料理はご一緒しませんこと。時計台の近くにおいしいお店を見つけたの。

問題　花の名前を漢字の判じ絵にしました。どういう花でしょう。とんちで，答えてください。だんだん難しくなります。

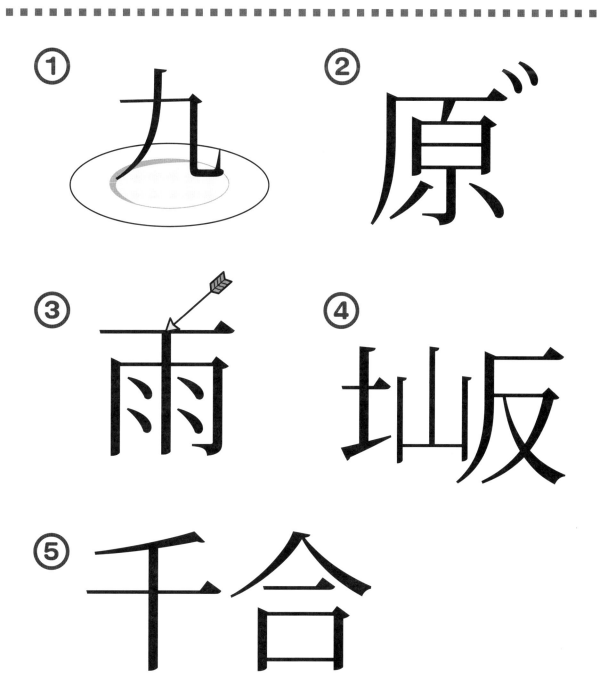

① 九（皿の上）

② 原゛

③ 雨（矢）

④ 圤坂

⑤ 千合

問題 楽しい故事成語を集めてみました。左は故事成語，右が故事成語の説明です。一致する者同士を線でつないでください。知らない言葉でも勘で勝負！

蛇足（だそく） ・　　　　　　　　　・ こりゃだめだ！ かなわないな

馬脚を露す（ばきゃくをあらわす） ・　　　　　　　　　・ 小さなことで争うこと

破天荒（はてんこう） ・　　　　　　　　　・ あっちこっちと忙しく旅行すること

顔色なし（がんしょくなし） ・　　　　　　　　　・ 到底できないこと

洛陽の紙価を高める（らくようのしかをたかめる） ・　　　　　　　　　・ 型破りの行動

南船北馬（なんせんほくば） ・　　　　　　　　　・ ベストセラー

木に縁りて魚を求む（きによりてうおをもとむ） ・　　　　　　　　　・ 余計なこと

蝸牛角上の争い（かぎゅうかくじょうのあらそい） ・　　　　　　　　　・ 本性を現すこと

これなんて言いますか

問題　身の回りのよく見るものでも，名前がぱっと出てこないものがあります。正しいものをア，イ，ウから選んでください。

■■■■■■■■■■■■■■■■■■■■■■■■■■■■■■

① 理髪店の前で回っている赤・白・青の棒。

　　ア　赤白青棒（ぼう）　イ　有平棒（あるへいぼう）　ウ　くるくる棒

② 開けた雨戸を収納するところ。

　　ア　戸袋（ぶくろ）　イ　雨戸入れ　ウ　戸棚（だな）

③ 開け閉めできないガラス窓。

　　ア　密閉窓　イ　締め窓　ウ　はめ殺し窓

④ ビール瓶のフタ。

　　ア　王冠（かん）　イ　金冠　ウ　銀冠

⑤ 寿司を仕切るのに使ってある緑色のプラスチック製品。

　　ア　イラン　イ　バラン　ウ　間仕切り

⑥ 本の表紙と本体との間にある紙。

　　ア　相紙　イ　美装紙　ウ　見返し

⑦ 厚紙で出来た乗車券。

　　ア　特券　イ　硬券　ウ　美券

⑧ 田んぼや畑に立っている雀などを脅す人形。

　　ア　かかし　イ　からくり人形　ウ　見張り

⑨ 中華料理に出て来るスプーン。

　　ア　鳳凰（ほうおう）　イ　散蓮華（ちりれんげ）　ウ　大匙（おおさじ）

24 漢字点つなぎ

問題 9つの点があります。右ページの例に習って全部の点を使って漢字を1字書いてください。漢字のはねや線の長さなどは厳密でなくても OK です。たくさん書いて楽しみましょう。ただし斜めは禁止です。4つ漢字が書けたら花丸です。

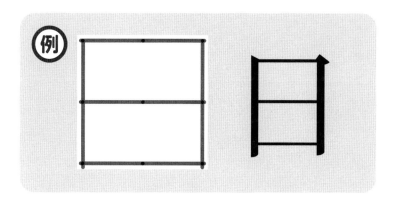

問題 真ん中のマスに漢字1字を入れれば，隠された二字熟語が一度に4つ現れます。どうぞ，例にならって，お楽しみください。読むのは→の方向です。

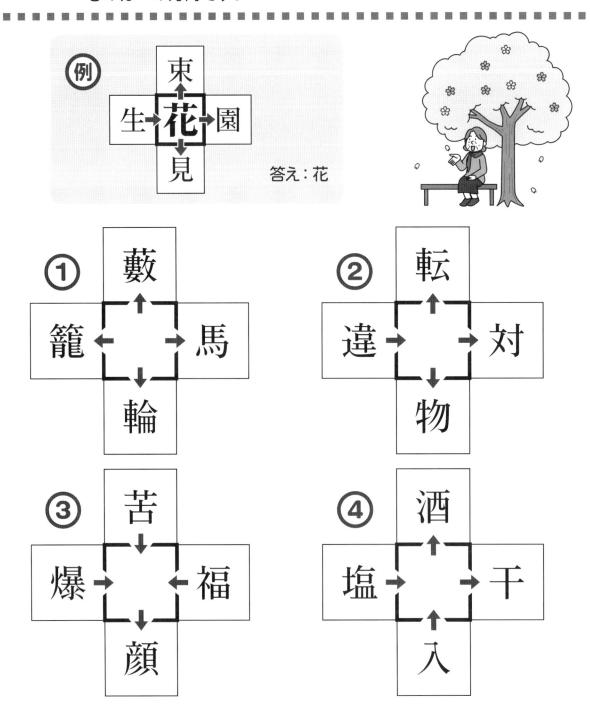

例

束
生→花→園
見

答え：花

① 藪　籠　馬　輪

② 転　違　対　物

③ 苦　爆　福　顔

④ 酒　塩　干　入

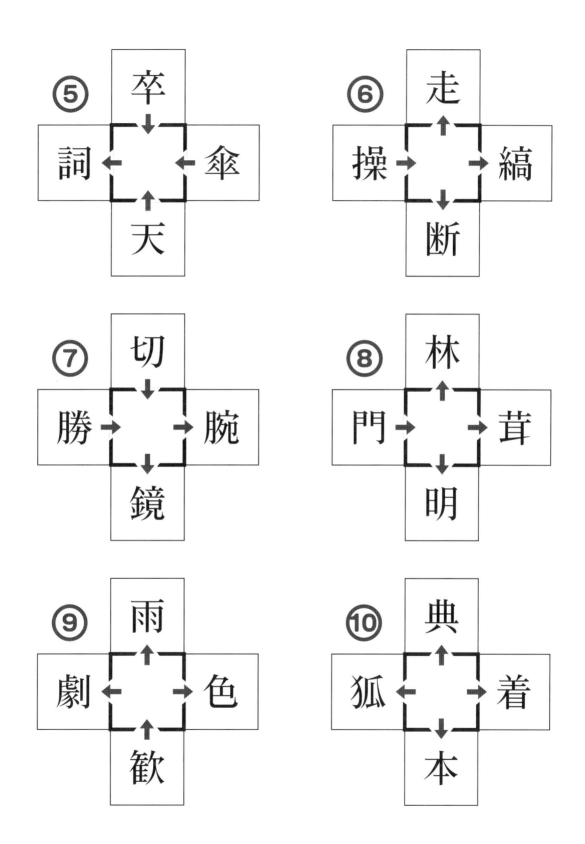

⑤
卒
↓
詞 ← ← 傘
↑
天

⑥
走
↑
操 → → 縞
↓
断

⑦
切
↓
勝 → → 腕
↓
鏡

⑧
林
↑
門 → → 茸
↓
明

⑨
雨
↑
劇 ← → 色
↑
歓

⑩
典
↑
狐 ← → 着
↓
本

慣用句の使い方，どっちが正しい？

問題 「目からうろこ」とか「息が詰まる」とか，日本語には面白い言い方がたくさんあります。それぞれの慣用句の使い方の正しい方を，ア，イから選んでください。

----

① ア 母は，行儀作法にとてもうるさくて，一緒にいるといつも**息が詰まる**の。

 イ マスクをしていると，空気がうまく吸えなくて**息が詰まる**思いがするんだ。

② ア 今日，研修会で「分かった人はお手をお上げください？」と言われたので，おもわず**お手上げ**しちゃったよ。

イ 昨日検定試験に行ったんだ。問題を見たとたんに**お手上げ**状態だったよ。

③ ア 今日は，社長の鋭い眼差しに射すくめられて，**金縛り**にあっちゃったよ。

イ 今日通った橋は壊れかけで，太い針金で，欄干を**金縛り**にしてあったよ。

④ ア 彼はすごいピアノを持ってるんだ。一度，聞かせてもらったけど，**猫に小判**だね。

イ 自由気ままに生きて来た彼女が，ついに文学賞に輝いたんだ。**猫に小判**とはこのことだね。

⑤ ア　焚火に油をかけてもっと燃やそうとしたら爆発しちゃって大変だったよ。**火に油を注ぐ**とはこのことだね。危ない危ない！

ア　親爺があんまり弟のことを怒っていたので、「お父さん似だから仕方ないよ」と言ったら、益々怒り出して。**火に油を注ぐ**とはこのことだね。

⑥ ア　彼はいつも**木に竹を接いだ**ような話をするんだ。まったくちぐはぐで、何をいっているかわからないよ。こまったものだ。

イ　Ａ先生は、いつも**木に竹を接いだ**ような人の意表を突く素晴らしい話をされるんだ。楽しみだな。

⑦ ア　**藪から棒**に、彼女から「私、明日結婚するの」と言われ、びっくりしたわ。だって昨日彼と別れたばかりなのに。

イ　昨日、散歩してたら、**藪から棒**が転がり出たの。藪から棒が出て来ると縁起がいいんですって。うれしくなったわ。

⑧ ア　この前、蒸気機関車を見たわ。蒸気機関車ってたくさんの石炭を燃やして走るのね。本当に**火の車**ね。すごいわ！

イ　我が家の家計は**火の車**だわ。さらに節約をしなくては。

クロスワードパズル 上級編

クロスワードパズルは，最高の知的トレーニングです。ぱぱっとできなくても大丈夫です。きっと解けます。ちょっと難しい上級編をお楽しみください。辞書 OK です。

1	2	3		■	4
5			■	6	
	■	7	8		■
9	10			■	11
■		■	12		
13			■		

タテの鍵

1　芸術の国。

2　船の向きを変える装置。

3　夏，扇子のもととなったものに似た赤い花が咲くアヤメ科の草。

4　帰り道。

6　下に敷いて重いものを動かす丸太。

8　もり。

10　中東の大国。

11　家の周りの囲い。

ヨコの鍵

1　中華料理の高級食材。

5　音声だけの放送を聞く装置。

6　昔からの都。

7　前の反対。

9　温度計に使う金属。

12　やきもちをやくこと。

13　自分の住んでいるところの近く。

2桁〜4桁の数字を空いているマスに1回ずつ入れてください。
1マスに数字が1つ入ります。例にならって，数字をしりとりのようにつなげて，ナンバースケルトンを楽しみましょう。

例

2桁：25,44,16
3桁：489,289,153,
923,592
4桁：2618

	2	8	9
1	6		2
		1	5	3
4	8	9	
4		2	5

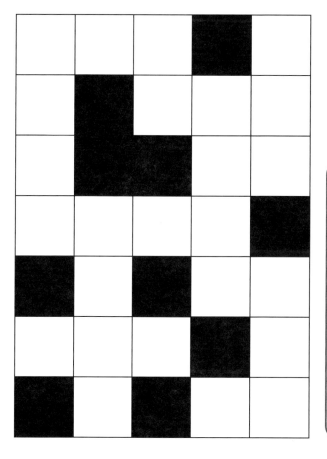

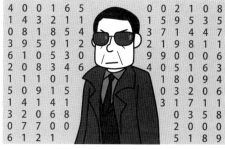

2桁：47,21,82,
45
3桁：272,577,
765,592,
137
4桁：2979,5684,
4278,3884

時代劇のお金，どっちクイズ

問題　時代劇には，１両とか１分とか１文とか，いろいろなお金が出てきます。そこで，時代劇を１０倍楽しんでいただくために，お金の問題を１０問作りました。お楽しみください。

＊なお，今のお金への換算は，１９世紀の初めのころの物価をもとに，１両１３万円とした場合の値段です。

① 豆腐の値段は１丁１２文でした。今のお金にすると，**１９０円**と**３９０円**，どっち？

② かけそばの値段は１杯１６文でした。今のお金にすると，**５２０円**と**１０００円**，どっち？

③ **１０００文**と**４０００文**，１両はどっち？

④ **４文銭**と**５文銭**，実際にあったのはどっち？

⑤ **１０キログラム**と**１７キログラム**，鼠小僧が抱えた千両箱の重さはどっち？

⑥ **１０円５０銭**と**３２円５０銭**，銭形平次が投げていたお金の額はどっち？

⑦ **４文**と**５文**，団子１本の値段はどっち？

⑧ **明治３０年**と**昭和２８年**，江戸時代の通貨が完全に使えなくなったのはどっち？

30 曲の名前と出だしを 線でつなごう

問題 　左は有名な唱歌や童謡の曲名です。右はその出だしです。曲名と一致する出だしを線でつないでください。

- ① ふるさと ・ ・ 春は名のみの風の

- ② ペチカ ・ ・ 春のうららの

- ③ ゆき ・ ・ 兎追いしかの山

- ④ 早春譜 ・ ・ 雪のふる夜は

- ⑤ 赤とんぼ ・ ・ 卯の花の匂う

- ⑥ 夕焼け小焼け ・ ・ 夕やけ小やけの

- ⑦ 花 ・ ・ 春高楼の花の宴

- ⑧ 紅葉 ・ ・ ゆうやけこやけで

- ⑨ 夏は来ぬ ・ ・ 雪やこんこ 霰(あられ)やこんこ

- ⑩ 荒城の月 ・ ・ 秋の夕日に

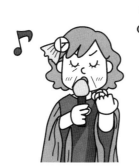
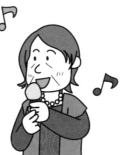

41

問題 漢字好きにはこたえられない，漢字クロスワードパズルです。
下の▭の中の漢字を使って，意味が通じるように空いている
マスを埋めてください辞書OK です。

全		全		■	
		■		所	
	■		■		■
		顕		■	
■		■			
	台		術	■	

賞	破	場	力	踏	以	国
芸	霊	正	柄	体	鑑	馬
露	功	身	労	邪	舞	続

32 県庁の所在地，これ間違いありません！①

問題　読者のみなさんは，自分の県の県庁の所在地は知っていますね。では，他の県のことはどうでしょう？　○×で答えてください。なお，問題には全く意味はありません。どうぞ，お楽しみください。

① 静岡県の県庁の所在地は，昨年，**静岡市から浜松市に変わった。**これ間違いありません！

② 埼玉県の県庁の所在地は，**さいたま市である。**これ間違いありません！

③ みかんで有名な**愛媛県の県庁の所在地は，松山である。**これ間違いありません！

④ 三重県の県庁の所在地は，**四日市市である。**これ間違いありません！

⑤ 京都府の府庁の所在地は，京都の前に都があった地，**長岡京市である。**これ間違いありません！

⑥ **北海道には県庁はない。**これ間違いありません！

⑦ 福岡市は，福岡県の県庁の所在地であると同時に，**大九州州の州都の所在地でもある。**これ間違いありません！

⑧ 東京都の都庁は，**中央区でなく新宿区にある。**これ間違いありません！

⑨ 出雲大社で有名な島根県の県庁の所在地は，**出雲市である。**これ間違いありません！

さっきの問題の「正しい答え」覚えていますか？

問題 答え合わせをしたときは覚えていたのに，時間が経つと忘れてしまいますよね。43頁の「正しい答え」を覚えていますか？
＊43頁の問題の答え合わせが済んでから解いてください。

① 静岡県の県庁の所在地は，□□□□□□である。

② 埼玉県の県庁の所在地は，□□□□□□である。

③ 愛媛県の県庁の所在地は，□□□□□□である。

④ 三重県の県庁の所在地は，□□□□□□である。

⑤ 京都府の府庁の所在地は，□□□□□□である。

⑥ 北海道には，□□□□□□庁がある。

⑦ 福岡県の県庁の所在地は，□□□□□□である。

⑧ 東京都の都庁は，中央区でなく□□□□□□にある。

⑨ 島根県の県庁の所在地は，□□□□□□である。

問題 再び県庁の所在地のクイズです。○×で答えてください。なお，問題には全く意味はありません。どうぞ，お楽しみください。

- -

① 長野県の県庁の所在地は，牛に引かれて善光寺参りで有名な善光寺市である。これ間違いありません！

② 新潟県の県庁の所在地，新潟市は，佐渡島にある。これ間違いありません！

③ 茨城県の県庁の所在地は，茨木市である。これ間違いありません！

④ 山梨県の県庁の所在地は，武田信玄が館を構えた甲府市である。これ間違いありません！

⑤ 宮城県の県庁の所在地は，杜の都と言われる仙台市である。これ間違いありません！

⑥ 滋賀県の県庁の所在地は，津市である。これ間違いありません！

⑦ 沖縄県の県庁の所在地は，首里城で有名な那覇市である。これ間違いありません！

⑧ 兵庫県の県庁の所在地は，中華街のある横浜市である。これ間違いありません！

⑨ 山口県の県庁の所在地は，吉田松陰の松下村塾のあった萩市である。これ間違いありません！

問題 　かなの足し算，引き算を，例にならって数字の計算にしてください。同じかなは同じ数字になります。答えはいくつもあります。

---

⑳
```
  あき        2 3
+ くり   ➡  + 4 0
─────        ─────
  かき        6 3
```

＊**き**が2つあります。ここだけが同じ数になるようにします。

①
```
  はる
+ さく
─────
  ちる
```

②
```
  うみ
+ なみ
─────
  みず
```

③
```
  イチゴ
+ アナゴ
─────
  バナナ
```

④
```
  キリン
+ レモン
─────
  リンゴ
```

36 ナンプレを楽しもう

問題　ナンプレ（ナンバープレイス）は普通，９×９のマスでやりますが，簡単にできるように４×４のマスでできるようにしました。例にならって楽しんでください。

＊９×９マスのナンプレを楽しみたい方は，54，55頁の本格的なナンプレを楽しむ①②に挑戦してください。

例

1			3
	4		
		2	

➡

1	2	4	3
4	3	1	2
2	4	3	1
3	1	2	4

【ルール】

① ４×４のマス目には，縦と横に１～４の数字が１つずつ入ります。

② 太い線で囲まれた２×２のマス目にも，１～４までの数字が１つずつ入ります。

①

	1		
			4
3		2	

②

		4	
	3		
		1	
			4

47

日本史面白どっちクイズ

日本史の有名な人物をどっちクイズにしました。正しい方を選んでください。誰かが読み上げ，他の人が答えるようにすると盛り上がります。

① 一休さんと良寛さん，まりをつくのが好きだったのはどっち？

② 歌川広重と葛飾北斎，ニワトリの足で絵を描いたのはどっち？

③ 持統天皇と天智天皇，百人一首の一番はどっち？

④ 奈良時代の山部赤人と平安時代の紫式部，富士山を見たことのあるのはどっち？

⑤ 芭蕉と一茶，長崎まで行ったことのあるのはどっち？

⑥ 徳川吉宗と徳川綱吉，富士山が大噴火したときの将軍はどっち？

⑦ 軍人の乃木希典と小説家の夏目漱石，森鴎外と親しかったのはどっち？

⑧ 源頼朝と徳川家康，海とつながっていなかった浜名湖を見たのはどっち？

38 数字並べをしよう

問題 ①から⑨は，すべてある規則をもって数字が並んでいます。□に当てはまる数字を入れてください。

① 1　2　3　4　□　6　7　8　9　10　……

② 1　3　5　7　9　□　13　15　17　19　……

③ 2　4　6　8　10　12　14　□　18　20　……

④ 1　3　4　7　11　18　□　47　76　123　……

⑤ 1　3　6　□　15　21　28　36　45　55　……

▼この3問はとんちが利いていますよ！

⑥ 0　5　2　9　6　2　3　□　4　5

⑦ 2　4　2　4　45　□　64　31

　　　　　　　　　　　　＊ヒント：後ろの2つの数字に注目！

⑧ 1　3　5　7　□　10　12　……

▼おまけの問題です。いろんな数で割ってみると…？

⑨ 2　3　□　7　11　13　17　19　23　29　……

問題 日本の文化的な出来事をクイズにしました。○×で答えてください。

- -

① 日本にある漢字が書かれた一番古いものは，奈良にある。○か×か？

② 室町時代の画家で，涙でネズミを描いたとされる雪舟は，中国に行ったことがある。○か×か？

③ 平安時代，貴族たちは，和歌の試合をしていた。○か×か？

④ 奈良の大仏開眼のとき，参列したのは日本人だけだった。○か×か？

⑤ 戦国時代にヨーロッパから伝わったカステラは，もとは国の名前だった。○か×か？

⑥ 「雀の子そこのけそこのけお馬が通る」の小林一茶の故郷は，今の三重県伊賀市である。○か×か？

⑦ 江戸時代，江戸から京都まで飛脚は1週間で走った。○か×か？

⑧ 明治になって俳句を始めた夏目漱石の友達，正岡子規は東京の出身である。○か×か？

問題　カレンダーには不思議がいっぱい！　クイズで不思議を楽しみましょう。ア，イから正しい方を選んでください。

① 2024年12月31日は火曜日です。では，2025年1月1日は何曜日でしょう？

| ア　日曜日 | イ　水曜日 |

② 2025年の2月1日は土曜日です。では，3月1日は何曜日でしょう？

| ア　日曜日 | イ　土曜日 |

③ 2026年の4月1日は水曜日です。では，7月1日は何曜日でしょう？

| ア　水曜日 | イ　木曜日 |

④ 2027年1月1日（元旦）は金曜日です。では，2027年12月31日（大晦日）は何曜日でしょう？

| ア　火曜日 | イ　金曜日 |

⑤ ひと月が31日の月と30日，28日（うるう年は29日）の月があります。では，ひと月が31日の月はいくつあるでしょう？

| ア　7 | イ　10 |

問題　　内々の事件です。W警部あてに友人のMさんから手紙がきたようです。警部はものの見事にすぐ解いてしまいました。いったいどんな推理だったのでしょうか。

W様

　W助けてもらいたい。実は数日前僕宛に「正儀の怪盗X」から脅白状がきたのだ。脅白状のコピーを同封するから一度目を通してくれ。M家が代々大切に伝えて来た家宝卑弥子の金印を上野の東京国立博仏館に寄付せよと言ってきたのだ。この金印はお前も知っているように西歴283年に唐（中国）の明帝からもらったものだ。金印には「親魏倭王」と掘ってある。

　脅白状に目を通したら都合の良い日に我が家までご足労願えまいか。内々に解決したいので。連絡をまっている。

　2024年6月5日

　　　　　　　　　　　　　　　　　　　　M

両方の手紙を見比べ，呵々大笑。即座にMさんに電話をしました。

「土曜日の昼頃行く。昼飯を用意しておけよ。俺は忙しいのだ。」

土曜日の昼，M氏と対面するやいなや，W警部は，開口一番「両方ともお前が書いたのだろう」。

そして，一枚のメモを渡しました。

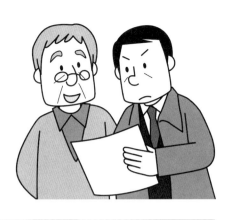

脅白状　M氏へ

M家に卑弥子が唐（中国）の明帝から西暦二百八十三年に下賜された金印があることをとある筋から聞いた。あの「親魏倭王」と捩られた金印だ。ついてはこのお宝は一個人が所有すべきものではないから速やかに上野の東京国立博仏館に寄贈せよ。さもないとM家に大いなる禍が起こるであろう。ゆめゆめ疑うことなかれ。

二〇二四年六月一日

正儀の怪盗　Ｘ

これを見て，Ｍさんは笑い出しました。「やっぱりわかったか。いや，一杯やる口実に，脅迫状をでっちあげたのさ。もちろん，卑弥呼の金印などない。さあ，脅迫状事件をさかなに一杯やろう。」酒盛りは，いつまでも続きました。

では，Ｗ警部は，Ｍさんの狂言がどうしてわかったのでしょう。自由に推理してください。

問題 9×9の本格的なナンプレ（ナンバープレイス）を用意しました。
47ページの4×4のナンプレの例にならって楽しんでください。

- -

【ルール】
① 9×9のマス目には，縦と横に1〜9の数字が1つずつ入ります。
② 太い線で囲まれた3×3のマス目にも，1〜9までの数字が1つずつ入ります。

			4	9		2		
		6		1			4	7
		4		5			9	
6	7		5		1	4		
8				4		7		
5	4	9	8			3		6
4	1		9	6		8		
			1		5	9		4
	2	8		7			6	5

前のページより難しくなったナンプレに挑戦しましょう！　数字が１つに決まらなくても，縦横一列で考えると決まったりします。

小さい問題（参考図）:

8				1			6	9
1	6	4						
		4	2		6			
			1	3				
						8		2
3	8							
4				7		5		
			2	9		4	7	

大きい問題:

	6	5		4			1	9
		3						6
				3				
							4	
1				3				7
	7		5	2	6			
	8					9	7	
	3			5		2		
9	1		6		4			

44 ▶ 10 になるように線をつなげよう！

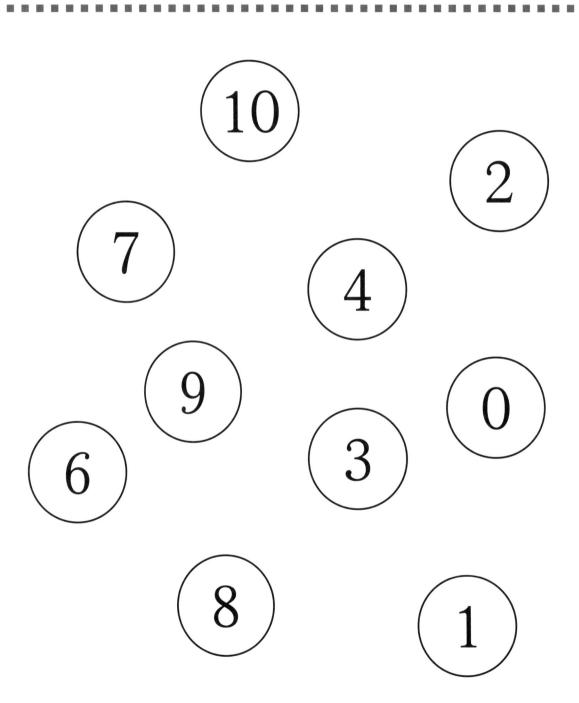

問題 今度は2つの数字の差（ひき算の答え）が1になるように線でつなげてみましょう。あまりがでないように全部つなげられますか？ 同じく，線同士が重ならないようにご注意ください。

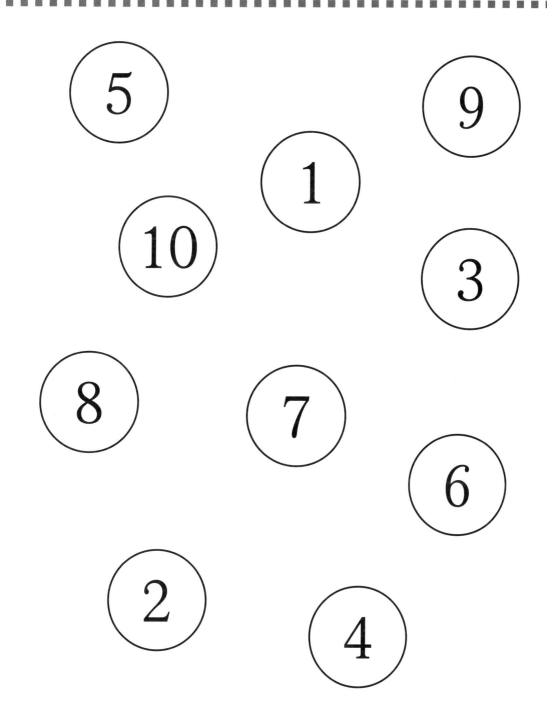

四字熟語算

四字熟語になるよう□に数字を入れて計算しましょう。数字がいくつもある熟語は1つずつ全部足した数字で計算します。例えば、一石二鳥は3です。＊三十六計は36ではなく19になります。

例

1+2＝3 ─────── 3+8＝11

| ⓪一 | 石 | ②二 | 鳥 | ＋ | 岡 | 目 | ⑧八 | 目 | ＝ | 11 |

① | | 意 | 専 | 心 | ＋ | | 触 | 即 | 発 | ＝ | |

② | | 進 | | 退 | ＋ | | 束 | | 文 | ＝ | |

③ | | | 蕎 | 麦 | － | | 位 | | 体 | ＝ | |

④ | | 発 | | 中 | ＋ | | 人 | | 首 | ＝ | |

⑤ | | 客 | | 来 | ＋ | 海 | | 山 | | ＝ | |

⑥ | | 臓 | | 腑 | ＋ | | 転 | | 倒 | ＝ | |

⑦ | | 変 | | 化 | － | | 方 | | 方 | ＝ | |

問題

言葉ではなく数字を使った，クロスワードならぬクロスナンバーパズルです。年号や市外局番など，いろんな数字をあてはめてパズルを完成させてください！

タテの鍵

9 7×7＝○○。

6 アメリカを襲った悲劇。○○○同時多発テロ事件。

4 平城京に都を移しました。

3 喜寿。

2 佐賀県伊万里市の郵便番号。

1 非自民党の細川内閣が誕生した年。

ヨコの鍵

1　明治維新の始まった年。

4　平安京に都を移しました。○○○ウグイス平安京と覚えました。

5　昭和の終わり，平成の始まり。

7　東京の市外局番。

8　バレンタインデーは2月○○日。

10　大変！ お隣が火事みたいです！　○○○に電話を！！

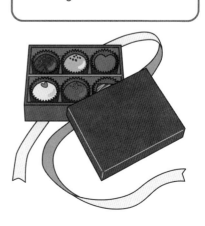

解答

1 おなじもの見つけ 花々色いろ 6

①と⑧（チューリップ・パンジー・ひまわり・バラ）

2 虫食い算を楽しもう 7

①
$$\begin{array}{r} 5\,5 \\ +\,3\,3 \\ \hline 8\,8 \end{array}$$

②
$$\begin{array}{r} 8\,2 \\ +\,1\,4 \\ \hline 9\,6 \end{array}$$

③
$$\begin{array}{r} 3\,3 \\ +\,6\,7 \\ \hline 1\,0\,0 \end{array}$$

④
$$\begin{array}{r} 7\,1 \\ +\,4\,7 \\ \hline 1\,1\,8 \end{array}$$

⑤
$$\begin{array}{r} 6\,8 \\ -\,4\,9 \\ \hline 1\,9 \end{array}$$

⑥
$$\begin{array}{r} 3\,4\,1 \\ -\,1\,4\,6 \\ \hline 1\,9\,5 \end{array}$$

⑦
$$\begin{array}{r} 2\,5 \\ \times\ \ 6 \\ \hline 1\,5\,0 \end{array}$$

3 クロスワードパズル 8

4 漢字クロスワードパズル 9

3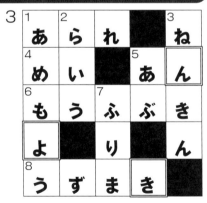

□＝よきん（預金）

4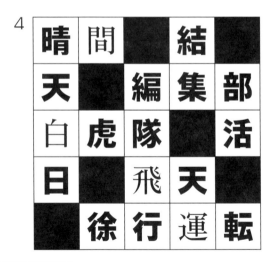

5 絵を見て慣用句やことわざを当てよう 10

①目から火が出る　②開いた口が塞がらない　③手も足も出ない

④穴があくほど見つめる　⑤折り紙付き　⑥大目玉を食う
⑦白紙にもどす　⑧羽をのばす　⑨長いものには巻かれろ　⑩横車をおす

6 もじもじ間違いさがし ▷12

① 文文文文文文文文文文
文文文文文文文文文文
文文文文文文文文文文
文文文文文文立文文文
文文文文文文文又文文
文文文文文文文文文文

② 客客客客客客客客客客
客客客客客客客客客客
客客客客客客客客客客
客客客客客客客客客客
客客客客客客客客客客
客客客客客客容客客

③ 海海悔海海海海海海海
海海海海海海海海海海
海海海海海海海海海海
海海海海海海海海海海
海海海海海海海海海海
海海海海海海海海海海

④ 墜落墜落墜落墜落墜落
墜落墜落墜落墜落墜落
墜落墜落墜落墜落墜落
墜落墜落堕墜落墜落墜
墜落墜落墜落墜落墜落
墜落墜落墜落墜落墜落

7 カタカナを漢字に大変身！ ▷13

①公・勾　②又　③久・夕　④木　⑤小・公　⑥日　⑦刈・必
⑧化・北・匂　⑨毛　⑩大　＊答えが複数ある場合もあります。

8 公園の砂場，間違いさがし ▷14

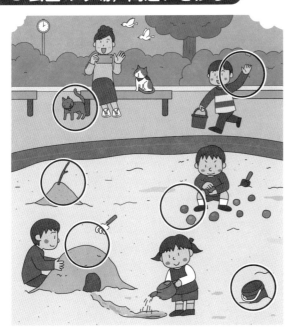

①猫の数が違う
②子どもの手の位置が違う
③砂の城の形が違う
④泥団子の数が違う
⑤砂山の高さが違う
⑥バケツの位置が違う

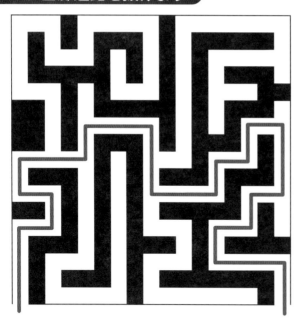

14 遺産相続クイズ 21

答え：健一さん

三角形の面積は底辺×高さ÷2で求められます。今回の場合は，$1 \times 1 \div 2 = 0.5$で$0.5km^2$。

四角形の面積は縦×横で求められます。今回の場合は，$1 \times 1 = 1$で$1km^2$。

一郎さんは，三角形の土地5つ＋四角形の土地2つなので

$$0.5 \times 5 + 1 \times 2 = 2.5 + 2 = \underline{4.5km^2}$$

健一さんは，三角形の土地6つ＋四角形の土地3つなので

$$0.5 \times 6 + 1 \times 3 = 3 + 3 = \underline{6km^2}$$

翔太さんは，三角形の土地3つ＋四角形の土地4つなので

$$0.5 \times 3 + 1 \times 4 = 1.5 + 4 = \underline{5.5km^2}$$

となりますので，健一さんが一番広いです。

　他にも，三角形が2つで四角形1つ分になるので，

　　一郎さんの場合，四角形4つと三角形1つ。

　　健一さんの場合，四角形6つ。

　　翔太さんの場合，四角形5つと三角形1つ。

と計算しなくても健一さんが一番広いと答えられます。

15 順番間違いさがし 22

①い ▶ ろ ▶ は ▶ に ▶ へ ▶ ほ ▶ と ▶ ち ▶ り ▶ ぬ ▶ る ▶ を　　へとほが逆

③慶応 ▶ 明治 ▶ 昭和 ▶ 大正 ▶ 平成 ▶ 令和　　昭和と大正が逆

⑥Ⅰ ▶ Ⅱ ▶ Ⅲ ▶ Ⅴ ▶ Ⅳ ▶ Ⅵ ▶ Ⅶ ▶ Ⅷ ▶ Ⅸ ▶ Ⅹ　　ⅤとⅣが逆

⑦子 ▶ 丑 ▶ 寅 ▶ 卯 ▶ 辰 ▶ 午 ▶ 巳 ▶ 未 ▶ 申 ▶ 酉 ▶ 戌 ▶ 亥　　午と巳が逆

⑧春分 ▶ 雨水 ▶ 啓蟄 ▶ 立春 ▶ 清明 ▶ 穀雨 ▶ 立夏 ▶ 小満　　春分と立春が逆

16 時計で記憶遊び 23

①丸い時計：2時間　　②四角い時計：1時間30分

17 一人しりとりを楽しもう 25

①スパイ　②ビフテキ→キタ　③しみ　④まんじゅう　⑤らっぱのみ

⑥したく　⑦こね　⑧ゴーカート　⑨みんしゅく　＊1つでなくてもOKです。

①こいのぼり　　　　　　　　②とうだい

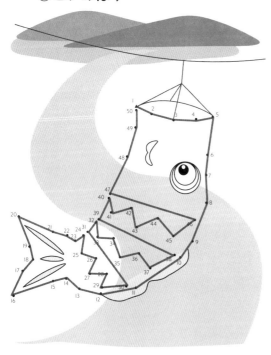

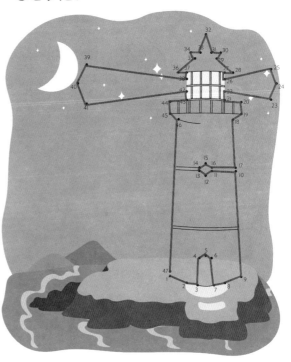

①パリから→パリへ　②面白くない→面白い　③先週→来週 など未来を指す言葉にする　④明日まで→明日から　⑤フランス料理は→フランス料理を

①さくら（さら+く）　②ばら　③あやめ（あめ+や）　④さざんか（さか+ざん）
⑤10本のゆり（ゆりは漢字で百合なので千はその10倍）

22 故事成語線つなぎ 30

蛇足（だそく） ——— 余計なこと

馬脚を露す（ばきゃく あらわす） ——— 本性を現すこと

破天荒（はてんこう） ——— 型破りの行動

顔色なし（がんしょく なし） ——— こりゃだめだ！ かなわないな

洛陽の紙価を高める（らくよう しか） ——— ベストセラー

南船北馬（なんせんほくば） ——— あっちこっちと忙しく旅行すること

木に縁りて魚を求む（よ うお） ——— 到底できないこと

蝸牛角上の争い（かぎゅうかくじょう） ——— 小さなことで争うこと

23 これなんて言いますか 31
①イ（おかしのあるへいとうに似ていたから） ②ア ③ウ ④ア ⑤イ
⑥ウ ⑦イ ⑧ア ⑨イ（散った蓮の花に似ていることから。レンゲは略称）

24 漢字点つなぎ 32
田・己・王・三・巳・巴・旧・川など（やや苦しいですが円・正などもOKです）

25 楽しい十字二字熟語 34
①竹 ②反 ③笑 ④梅 ⑤寿 ⑥縦 ⑦手 ⑧松 ⑨喜 ⑩古

26 慣用句の使い方，どっちが正しい？ 36
①ア ②イ ③ア ④ア ⑤イ ⑥ア（論理がめちゃくちゃなこと）
⑦ア（思いがけず突然に） ⑧イ

27 の答え

¹ふ	²か	³ひ	れ	■	⁴き
⁵ら	じ	お	■	⁶こ	と
ん	■	⁷う	⁸し	ろ	■
⁹す	¹⁰い	ぎ	ん	■	¹¹か
■	ら	■	¹²り	ん	き
¹³き	ん	り	ん	■	ね

28 の答え

5	9	2	■	2
6	■	1	3	7
8	■	■	8	2
4	2	7	8	■
■	9	■	4	7
5	7	7	■	6
■	9	■	4	5

12　りんき＝悋気

29 時代劇のお金，どっちクイズ ⟩40

① 390 円　② 520 円（二八蕎麦＝16 文）　③ 4000 文　④ 4 文銭（1 文銭もあった）　⑤ 17 キログラム（箱 4 キロ＋小判 1000 枚 13 キロ＝17 キロ）　⑥ 32 円 50 銭（寛永通宝の 1 文）　⑦ 4 文（130 円。1768 年に 4 文銭ができ，1 本 5 個から 4 個になった）　⑧昭和 28 年（小額通貨整理法まで，寛永通宝は使えた）

30 の答え

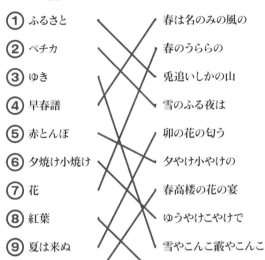

① ふるさと	春は名のみの風の
② ペチカ	春のうらうらの
③ ゆき	兎追いしかの山
④ 早春譜	雪のふる夜は
⑤ 赤とんぼ	卯の花の匂う
⑥ 夕焼け小焼け	夕やけ小やけの
⑦ 花	春高楼の花の宴
⑧ 紅葉	ゆうやけこやけで
⑨ 夏は来ぬ	雪やこんこ霰やこんこ
⑩ 荒城の月	秋の夕日に

31 の答え

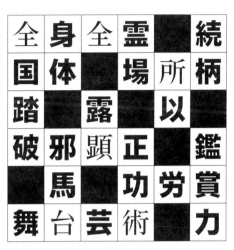

＊破邪顕正：邪道を破り正しい道理を世の中にあらわし広めること。

＊邪馬台：やまと

32 県庁の所在地，これ間違いありません！① ▶43

①×（静岡市）　②○　③○　④×（津市）　⑤×（京都市）　⑥○（道庁がある）

⑦×（県庁所在地だが，大九州・州都などは存在しない）　⑧○

⑨×（松江市）

33 さっきの問題の「正しい答え」覚えていますか？ ▶44

①静岡市　②さいたま市　③松山市　④津市　⑤京都市　⑥北海道

⑦福岡市　⑧新宿区　⑨松江市

34 県庁の所在地，これ間違いありません！② ▶45

①×（長野市。善光寺は長野市にある。善光寺市は存在しない）　②×（本州にある）

③×（水戸市。茨木市は大阪府にある市）　④○　⑤○　⑥×（大津市）　⑦○

⑧×（神戸市）　⑨×（山口市）

35 覆面算に挑戦 〉46

①
```
  21
+30
  51
```

②
```
  13
+23
  36
```

③
```
  204
+584
  788
```

④
```
  167
+507
  674
```

36 ナンプレを楽しもう 〉47

①

2	1	4	3
4	3	1	2
1	2	3	4
3	4	2	1

②

1	2	4	3
3	4	2	1
4	1	3	2
2	3	1	4

37 日本史面白どっちクイズ 〉48

①良寛さん　②葛飾北斎（将軍徳川家斉の前でニワトリの足を使って紅葉に見立てた龍田川を描いた）　③天智天皇（秋の田のかりほの庵の苫をあらみわが衣手は露にぬれつつ）　④山部赤人（田子の浦ゆうち出でて見れば真白にそ富士の高嶺に雪は降りける）　⑤一茶（君が世や唐人も来て冬ごもり）　⑥徳川綱吉（1707年に宝永大噴火。綱吉は1680年～1709年まで将軍）　⑦乃木希典（ドイツ留学中に知り合った。どちらも軍人）　⑧源頼朝（浜名湖は1498年の地震と高潮で海とつながった。頼朝：1147年～1199年。家康：1542年～1616年）

38 数字並べをしよう 〉49

①5（1から10まで）　②11（奇数）　③16（偶数）　④29（11+18＝29。前2つの数字があるとき足す）　⑤10（前の数字に2，3，4，5……と足していく）　⑥0（黎明書房の電話番号）　⑦15（年号。大正15年）　⑧8（31日のある月）　⑨5（1と5でしか割り切れない。1と自身の数でしか割り切れない正の数（素数））

39 日本文化トリビアクイズ 〉50

①×（福岡市立博物館にある。西暦57年に漢の皇帝からもらった金印で「漢委奴国王」とある）　②○（1497年，48歳で明に渡った）　③○（歌合（うたあわせ）という。

左右に分かれて優劣を競う）　④×（インド，唐，ペルシア，ベトナム，新羅の人が参加した）　⑤○（スペインにあったカスティーリャ王国から）　⑥×（伊賀市は芭蕉。一茶は長野県信濃町）　⑦×（3〜4日。普通の人なら歩いて2週間ほど）　⑧×（愛媛県松山市）

40 カレンダークイズ 51

①イ　②イ　③ア（毎年同じ）　④イ（うるう年以外は同じ曜日）　⑤ア

41 金印脅迫状事件 52

M氏の手紙と脅迫状を見比べて，読点（，）がないこと，文章の間違い方が同じであることなどから，脅迫状を出した犯人が本人だと気づいたのです。
（間違い）正儀の怪盗→正義の怪盗，脅白状→脅迫状，卑弥子→卑弥呼，西歴283年→西暦238年，掘る→彫る，博仏館→博物館。

42 本格的なナンプレを楽しむ① 54

43 本格的なナンプレを楽しむ② 55

42 の答え

1	5	7	4	9	6	2	3	8
3	9	6	2	1	8	5	4	7
2	8	4	7	5	3	6	9	1
6	7	2	5	3	1	4	8	9
8	3	1	6	4	9	7	5	2
5	4	9	8	2	7	3	1	6
4	1	5	9	6	2	8	7	3
7	6	3	1	8	5	9	2	4
9	2	8	3	7	4	1	6	5

43 の答え

8	6	5	2	4	7	3	1	9
2	4	3	1	9	5	7	8	6
7	9	1	8	6	3	4	5	2
6	2	9	7	8	1	5	4	3
1	5	8	4	3	9	6	2	7
3	7	4	5	2	6	1	9	8
5	8	6	3	1	2	9	7	4
4	3	7	9	5	8	2	6	1
9	1	2	6	7	4	8	3	5

44 10になるように線をつなげよう！ 56

45 1になるように線をつなげよう！ 57

44の答え（例）　　　　　45の答え（例）

46 四字熟語算 58

①一意専心＋一触即発＝2　②一進一退＋二束三文＝7　③二八蕎麦ー三位一体＝6　④百発百中＋百人一首＝301　⑤千客万来＋海千山千＝13000
⑥五臓六腑＋七転八倒＝26　⑦千変万化ー四方八方＝10988

47 クロスナンバーパズル 59

	¹1	²8	6	³7
⁴7	9	4		7
⁵1	9	8	⁶9	
⁷0	3		⁸1	⁹4
		¹⁰1	1	9

70

●編者紹介

脳トレーニング研究会

知的好奇心を満たし，知的教養を高めるクイズ，脳トレーニング効果のある楽しいクイズを日夜，研究・開発している研究会。
おもな著書

『シニアのクイズ&パズル&算数遊び・言葉遊び44』
『シニアのクイズ・パズル・記憶力遊び・計算遊び46』
『シニアを飽きさせない知的脳トレーニング47』
『シニアの面白パズル&クイズで楽しく脳トレ』
『シニアの脳トレーニングバラエティ44』
『シニアのバラエティクイズ&パズルで楽しく脳トレ』
『シニアの定番クイズ&2択・3択・〇×クイズで楽しく脳トレ』
『シニアのクイズ&動物パズル・クイズで楽しく脳トレ』
『シニアのクイズ&都道府県パズル・クイズで楽しく脳トレ』
『シニアのクイズ&一筆書きで楽しく脳トレ』
『シニアのクイズ&二・三・四・五字熟語パズルで楽しく脳トレ』
『シニアのクイズ&クロスワードパズルで楽しく脳トレ』
『シニアのクイズ&言葉パズル・遊びで楽しく脳トレ』
『シニアのクイズ&間違いさがしで楽しく脳トレ』
『シニアのクイズ&パズルで楽しく脳トレ』
『バラエティクイズ&ぬり絵で脳トレーニング』
『シニアのための記憶力遊び&とんち・言葉クイズ』
『シニアのための記憶力遊び&脳トレクイズ』
『シニアのための笑ってできる生活力向上クイズ&脳トレ遊び』
『シニアの脳を鍛える 教養アップクイズ&記憶力向上遊び』
『コピーして使えるシニアのとんち判じ絵&知的おもしろクイズ』
『シニアが毎日楽しくできる週間脳トレ遊び─癒やしのマンダラ付き─』
『シニアの面白脳トレーニング222』
『クイズで覚える日本の二十四節気&七十二候』
『クイズで覚える難読漢字&漢字を楽しむ一筆メール』
『コピーして使えるシニアの漢字で脳トレーニング』
『コピーして使えるシニアの脳トレーニング遊び』
『コピーして使えるシニアのクイズ絵&言葉遊び・記憶遊び』ほか多数（以上，黎明書房）

イラスト：さややん。

コピーして使えるボケ防止の楽楽クイズ&パズル1

2024年4月25日　初版発行

編　者	脳トレーニング研究会	
発行者	武　馬　久　仁　裕	
印　刷	株式会社太洋社	
製　本	株式会社太洋社	

発行所　　　　　株式会社　黎明書房

〒460-0002　名古屋市中区丸の内3-6-27 EBSビル
☎ 052-962-3045　FAX052-951-9065　振替・00880-1-59001
〒101-0047　東京連絡所・千代田区内神田1-12-12 美土代ビル6階
☎ 03-3268-3470
